Yirdaw Melese

Insegurança alimentar das famílias e factores associados

Yirdaw Melese

Insegurança alimentar das famílias e factores associados

ScienciaScripts

Imprint
Any brand names and product names mentioned in this book are subject to trademark, brand or patent protection and are trademarks or registered trademarks of their respective holders. The use of brand names, product names, common names, trade names, product descriptions etc. even without a particular marking in this work is in no way to be construed to mean that such names may be regarded as unrestricted in respect of trademark and brand protection legislation and could thus be used by anyone.

Cover image: www.ingimage.com

This book is a translation from the original published under ISBN 978-3-330-33262-1.

Publisher:
Sciencia Scripts
is a trademark of
Dodo Books Indian Ocean Ltd. and OmniScriptum S.R.L publishing group

120 High Road, East Finchley, London, N2 9ED, United Kingdom
Str. Armeneasca 28/1, office 1, Chisinau MD-2012, Republic of Moldova, Europe
Managing Directors: Ieva Konstantinova, Victoria Ursu
info@omniscriptum.com

Printed at: see last page
ISBN: 978-620-8-38391-6

Agradecimentos

Gostaria de agradecer aos meus orientadores, os Professores Mengesha Massu e Mesafint Molla, pelos seus conselhos inestimáveis, comentários críticos e sugestões ao longo da redação deste trabalho, bem como ao Sr. Tesfahun Melese, cuja orientação contínua, apoio financeiro e conselhos incondicionais tornaram este trabalho possível. Estou também grato ao Sr. Yifokir Tefera e a todo o pessoal do Departamento de Medicina Ambiental e Ocupacional, que me deram um enorme apoio durante a redação deste trabalho. Estou igualmente grato a todo o pessoal académico da Escola de Saúde Pública, Faculdade de Medicina e Ciências da Saúde, Universidade de Gondar, pelo seu apoio, de uma forma ou de outra, na preparação deste trabalho. Gostaria de agradecer aos meus colegas, especialmente a Asresu Tariku, pelo seu apoio durante todo o trabalho. Os meus agradecimentos vão também para o pessoal do Departamento de Saúde e Comércio da cidade de Gondar por ter fornecido toda a informação necessária. Finalmente, os meus sinceros agradecimentos à equipa de estudo (supervisores e colectores de dados) e aos participantes no estudo por terem aceitado participar no estudo.

Acronyms

AIDS	Acquired Immune Deficiency Syndrome
AOR	Adjusted Odds Ratio
CI	Confidence Interval
COR	Crude Odds Ratio
CARD	Council for Agricultural and Rural Development
FANTA	Food and Nutrition Technical Assistance
FAO	Food and Agricultural Organization
FFP	Food For Peace
ha	Hectare
HFIAP	Household Food Insecurity Access Prevalence
HFIAS	Household Food Insecurity Access Scale
HH	Household
HIV	Human Immune Deficiency Virus
MDGs	Millennium Development Goals
PSNP	Productive Safety Net Program
OR	Odds Ratio
Q	Question
SE	Standard Error
SNNP	Southern Nation Nationalities and People
SPSS	Statistical Package for Social Science
SRS	Simple Random Sampling
TWG-FSN	Technical Working Group for Food Security and Nutrition
UNDP	United Nations Development Program
USAID	United States Agency for International Development
USDA	United States Department of Agriculture
WFP	World Food Program

Resumo do conteúdo

Resumo

Contexto: - A Etiópia ocupa atualmente o 169.º lugar entre 177 países no Índice de Desenvolvimento Humano 20072008 e sofre de insegurança alimentar crónica. A escassez de alimentos na Etiópia está a agravar o estado de saúde já precário das crianças e dos adultos. Milhões de famílias rurais etíopes sofrem de insegurança alimentar crónica e recebem ajuda alimentar todos os anos.

Objetivo: Este estudo foi realizado para determinar a prevalência da insegurança alimentar das famílias e os factores associados nas comunidades rurais do município de Gondar, no noroeste da Etiópia.

Métodos: Foi realizado um estudo transversal de base comunitária. Os dados foram recolhidos através de um inquérito porta-a-porta, utilizando a Escala de Insegurança Alimentar do Agregado Familiar (HFIAS), que é uma medida estruturada e universal de 9 itens de insegurança alimentar do agregado familiar. Foram utilizadas estatísticas descritivas e regressões logísticas para determinar a prevalência da insegurança alimentar no agregado familiar e os factores associados.

Resultado: -60,8% das famílias rurais na área de estudo estavam em insegurança alimentar. De um total de 11 variáveis incluídas no modelo de análise de regressão logística, apenas 6 variáveis foram incluídas, nomeadamente: posse de gado (AOR = 2,05, 95% CI = 1,0394,022), uso de fertilizantes (AOR = 4,23, 95% CI = 1,741-10,275), fonte de água potável (AOR = 4.00, 95% CI = 2.060-7.764), rendimento fora da exploração agrícola (A0R = 2.90, 95% CI = 1.249-6.712), rendimento anual da exploração agrícola (AOR = 3.98, 95% CI = 2.514-6.303) e rendimento anual total (AOR = 3.93, 95% CI = 2.471-6.258) foram considerados estatisticamente significativos.

Conclusão e recomendação: -A maioria (60.8%) dos agregados familiares nas comunas rurais do município de Gondar estão em situação de insegurança alimentar e verificou-se que factores como a posse de gado, uso de fertilizantes, fonte de água potável, rendimento fora da exploração agrícola, rendimento agrícola e rendimento anual total estão significativamente relacionados com a insegurança alimentar dos agregados familiares na área de estudo. Consequentemente, as autoridades públicas, as organizações não-governamentais e a comunidade como um todo devem cooperar em áreas que permitam às famílias rurais minimizar o problema da insegurança alimentar, ultrapassando os factores a ela associados.

Introdução

1.1 Descrição do problema

A Etiópia ocupa atualmente o 169.º lugar entre 177 países no Índice de Desenvolvimento Humano de 2007-2008 e sofre de insegurança alimentar crónica. A escassez de alimentos na Etiópia está a agravar o estado de saúde já precário das crianças e dos adultos. Milhões de agregados familiares nas zonas rurais da Etiópia sofrem de insegurança alimentar crónica e recebem ajuda alimentar todos os anos. A insegurança alimentar crónica e grave que tem caracterizado a Etiópia nas últimas décadas só veio agravar os já graves obstáculos ao desenvolvimento económico e social do país. [1-4]

O município de Gondar é um dos 4 municípios da zona administrativa de Gondar Norte, na região de Amhara. A cidade está situada na latitude e longitude 12°36' N37°28' E / 12.6° N 37.467° E e a uma altitude de 2133 metros acima do nível do mar. Do ponto de vista económico, a maioria das comunidades rurais são agricultores que cultivam culturas anuais no âmbito de uma agricultura dependente da chuva. Alguns trabalham como diaristas e pequenos comerciantes, e muito poucos trabalham para instituições governamentais[5].

O acesso aos alimentos era limitado devido à fraqueza da economia agrícola de subsistência, ao esgotamento dos activos, à falta de diversidade de rendimentos e à ausência de mecanismos alternativos de sobrevivência. A escassez de alimentos, a nutrição inadequada e as más condições de higiene significaram que raramente foi possível atingir um consumo alimentar adequado. No que respeita à agricultura nos países em desenvolvimento, os efeitos combinados do crescimento demográfico, do aumento do rendimento per capita e da alteração dos hábitos alimentares conduzirão a um aumento contínuo da procura de alimentos e de outros produtos agrícolas [6, 7].

Embora a luta pela segurança alimentar ao nível dos agregados familiares nas zonas rurais da Etiópia seja antiga, continua a ser um objetivo difícil de alcançar. A maioria dos mil milhões de pessoas afectadas pela fome vive em zonas rurais e os pobres das zonas rurais (por exemplo, pequenos agricultores e trabalhadores agrícolas sem terra) são particularmente vulneráveis à insegurança alimentar. (8, 9) Por conseguinte, o presente estudo tem por objetivo avaliar a situação atual do problema e os factores que lhe estão associados, bem como formular possíveis recomendações.

1.2 Revisão da literatura

1.2.1 Medir a insegurança alimentar

A descoberta de que as pessoas que, de acordo com as normas culturais aceites, muitas vezes não têm o suficiente para comer, provoca uma crise concetual. A nível internacional, o termo insegurança alimentar já era comum. Originalmente, foi utilizado até meados da década de 1970 para descrever a instabilidade do abastecimento alimentar nacional ou regional ao longo do tempo. O termo foi então alargado à ausência de um abastecimento garantido a nível familiar e individual. A segurança alimentar baseia-se em quatro pilares. Estes são a disponibilidade de alimentos, o acesso aos alimentos, a utilização dos alimentos e a estabilidade do abastecimento alimentar ao longo do tempo [9-11].

A insegurança alimentar ocorre quando as pessoas não têm acesso físico, social e económico, num determinado momento, a alimentos suficientes, seguros e nutritivos que satisfaçam as suas necessidades e preferências alimentares para uma vida ativa e saudável. O Departamento de Agricultura dos Estados Unidos (USDA) define a insegurança alimentar das famílias como a dificuldade de fornecer alimentos suficientes a todos os membros do agregado familiar devido à falta de recursos numa determinada altura do ano[11, 12].

Foram definidas quatro categorias para o estatuto de segurança alimentar dos agregados familiares (segurança alimentar, insegurança alimentar ligeira, insegurança alimentar moderada e insegurança alimentar grave), que são frequentemente úteis para fins políticos e de investigação. Cada categoria representa um grau significativo de gravidade na escala subjacente e é usada para discutir a percentagem da população em cada uma dessas categorias[13].

A validação e a utilidade da Escala de Acesso à Insegurança Alimentar das Famílias (HFIAS) como medida da insegurança alimentar das famílias (acesso) tem sido progressivamente melhorada através de estudos de validação no terreno (Cornell no Burkina Faso com Africare, Tufts no Bangladesh com World Vision e Freedom from Hunger no Burkina Faso, Bolívia, Gana e Filipinas). Os resultados de um estudo efectuado em Addis Abeba indicam que uma versão adaptada do HFIAS é um instrumento válido para avaliar a insegurança alimentar entre os trabalhadores comunitários de saúde voluntários[14,15].

1.2.2 Grau de insegurança alimentar

Atualmente, uma em cada cinco pessoas sofre de fome e subnutrição, cujos efeitos no desenvolvimento físico e mental das pessoas em causa podem, em alguns casos, ser irreversíveis. A fome não só é moralmente inaceitável, como também prejudica o desenvolvimento económico e humano nos países mais pobres. A Organização das Nações Unidas para a Alimentação e a Agricultura (FAO) estima que, em 2010, 925 milhões de pessoas sofrerão de fome no mundo. Destas, 98% encontrar-se-ão nos países em desenvolvimento[9, 16].

Na Índia, os resultados de um inquérito sobre a insegurança alimentar nos agregados familiares urbanos em 2010 revelaram que três quartos dos agregados familiares (74,6%) eram afectados por alguma forma de insegurança alimentar[17]. Nas zonas rurais da Tanzânia, 36% dos agregados familiares sofriam de insegurança alimentar em 2005[18]. Outro estudo realizado nas zonas rurais do Tajiquistão mostra que um em cada três agregados familiares em situação de insegurança alimentar é altamente inseguro (12%, 22% e 66% dos agregados familiares estão altamente, moderadamente e mal alimentados, respetivamente)[19]. [19]

Vários estudos realizados na Etiópia, por exemplo nas zonas rurais de Amhara, Dire Dawa e Southern Nation Nationalities and People (SNNP) (bacia hidrográfica de Bilate que atravessa as zonas de Hadiya, Kembata-Tembaro, Wolaita e Sidama, bem como o distrito de Alaba), mostraram que a insegurança alimentar das famílias é um problema grave, com taxas de 45%, 76% e 73%, respetivamente. [20-24]

O resultado de um estudo transversal realizado em woredas selecionados em quatro regiões: Amhara, Oromia, SNNP e Tigray, utilizando o HFIAS, mostrou que o nível de insegurança alimentar das famílias rurais foi calculado da seguinte forma: 6 (0,6%) têm segurança alimentar, 42 (4,1%) têm insegurança ligeira, 404 (39,9%) têm insegurança moderada e 561 (55,4%) têm insegurança grave[25].

1.2.3 Causas da insegurança alimentar e factores associados

Um estudo sobre agregados familiares rurais que vivem com VIH/SIDA no sudoeste da Nigéria revela que o sexo, a educação, o consumo mensal de alimentos (kcal), o rendimento mensal total, a percentagem de medicamentos e a percentagem de alimentos influenciam significativamente o estado de segurança alimentar dos agregados familiares que vivem com VIH/SIDA. Na Índia, um estudo sobre a insegurança alimentar dos agregados familiares encontrou uma associação significativa com a falta de saúde geral e a dor física, enquanto no Gana rural, a falta de segurança alimentar se deve a uma série de factores: más condições biofísicas, distribuição desigual da riqueza, baixo capital social e poucas oportunidades para actividades locais não agrícolas[26-28].

Outro estudo realizado nas zonas rurais da Nigéria mostrou que cerca de um terço das famílias rurais inquiridas estavam em situação de insegurança alimentar, e que a dimensão da exploração agrícola, o rendimento bruto da exploração, o rendimento total fora da exploração e a dimensão do agregado familiar eram os principais determinantes da segurança alimentar das famílias rurais na área de estudo. A falta de gado é um dos principais indicadores da vulnerabilidade das famílias à insegurança alimentar. A insegurança alimentar é mais prevalente entre os pequenos proprietários e as famílias chefiadas por mulheres [29, 30].

Estudos conduzidos nas regiões do Sul da Etiópia, Oromia Oriental e Dire Dawa mostram que factores como pequenas áreas cultivadas, baixa produção total per capita, falta de aplicação de fertilizantes, famílias numerosas, baixos rendimentos e falta de educação dos chefes de família têm um impacto positivo significativo na insegurança alimentar. Quanto mais velhos forem os chefes de família, mais conhecimentos e experiência podem adquirir e antecipar as condições de vulnerabilidade e risco de insegurança alimentar, e mais provável é que uma família melhore a sua segurança alimentar. [6, 8, 24, 31, 32]

Um outro estudo, realizado nas regiões de Amhara e do sul da Etiópia, concluiu que os factores naturais, demográficos e socioeconómicos, como as famílias numerosas, o elevado rácio de dependência, o baixo nível de produção agrícola, o reduzido número de cabeças de gado, a baixa participação em actividades não agrícolas, etc., são alguns dos factores que aumentam a probabilidade de insegurança alimentar (21, 23).

1.3 Justificação do estudo

A redução da insegurança alimentar nos países em desenvolvimento continua a ser um grande desafio para as políticas públicas, dificultado pela falta de informação sobre a localização, a gravidade e as causas da insegurança alimentar. Na Etiópia, a segurança alimentar depende da agricultura de sequeiro. E 45% da população está em situação de insegurança alimentar. Em média, cerca de 15 milhões de pessoas sofrem de insegurança alimentar crónica (a forma mais comum de insegurança alimentar). Os fracos indicadores nutricionais e de saúde actuais são indicativos do elevado nível de insegurança alimentar na Etiópia. Uma alimentação adequada, nutritiva e segura é uma condição essencial para uma vida ativa, saudável e digna.

De acordo com a minha pesquisa bibliográfica, não existem estudos anteriores sobre a insegurança alimentar nestes agregados familiares rurais utilizando HFIAS.

Tendo em conta que populações numerosas e dispersas dependem da agricultura de sequeiro e que o governo etíope está a aplicar uma estratégia de redução da pobreza, a avaliação da insegurança alimentar e a identificação dos factores constituem um contributo importante para a promoção de medidas mais eficazes e mais bem orientadas para reduzir a insegurança alimentar e a pobreza dos agregados familiares, tendo em vista o impacto e a intervenção política.

Objectivos

1.4 Objetivo geral

O objetivo geral deste estudo é determinar a prevalência da insegurança alimentar das famílias e os factores a ela associados nas comunidades rurais do município de Gondar.

1.5 Objectivos específicos

- Determinar a prevalência da insegurança alimentar nas comunidades rurais do município de Gondar.
- Identificar os factores que têm impacto na insegurança alimentar das famílias nas comunidades rurais do município de Gondar.

Métodos

1.6 Estrutura do estudo

O estudo transversal quantitativo de base comunitária foi realizado de abril a setembro de 2011 em agregados familiares rurais no município de Gondar.

3.25 Área de estudo

O estudo foi efectuado em agregados familiares rurais no município de Gondar, localizado na Zona Norte de Gondar, no estado etíope de Amhara. A escolha dos kebeles rurais baseou-se na acessibilidade e na conveniência administrativa. Gondar situa-se a 748 km a noroeste de Adis Abeba e, de acordo com o recenseamento efectuado pelo município em 2002, a população total foi estimada em 331 430 pessoas, das quais 42 428 viviam em kebeles rurais e as restantes em kebeles urbanas. Administrativamente, existem 11 kebeles rurais e 13 kebeles urbanas no município. A administração tem um hospital público e um privado, 8 centros de saúde e 14 postos de saúde, bem como 33 clínicas privadas que prestam serviços de saúde à população.

3.26 População do estudo

Todas as famílias rurais em quatro kebeles selecionadas aleatoriamente constituíram a população do estudo, e cada família selecionada aleatoriamente nas quatro kebeles utilizando uma tabela de números aleatórios gerada por computador constituiu a unidade de amostragem.

Critérios de exclusão

Os agregados familiares que não puderam fornecer informações no momento da recolha de dados devido a doença ou problemas auditivos foram excluídos do estudo.

3.27 Determinação da dimensão da amostra

A dimensão da amostra foi determinada utilizando uma fórmula de percentagem da população

$\frac{\left(\frac{z\propto}{2}\right)^2 p(1-p)}{d^2} \left(\frac{z\propto}{2} = 1.96\right)$ n = a hipótese de uma prevalência global (P) de 45% de insegurança alimentar nos agregados familiares da região rural de

Amhara, com um nível de confiança de 95% e uma margem de erro de 5% (d).

Hence, $n = \frac{1.96^2 x.45(1-.45)}{.05^2} n = 381$

Dado que o número total de agregados familiares era inferior a 10 000 no momento em que a correção foi aplicada

$n_f = \frac{n_o}{1+\frac{n_o}{N}}$ Em que n_o= a dimensão da amostra acima referida e N= o número total de amostras.

População do estudo

Then $n_f = \frac{381}{1+\frac{381}{2,279}}$

$fn - 327$

Dada a natureza multinível da técnica de amostragem, a dimensão final da amostra foi multiplicada por 2 e, acrescentando uma taxa de não resposta de 10%, obtivemos finalmente a dimensão da amostra necessária de 720.

3.28 Processo de amostragem

Foi utilizado um procedimento aleatório em duas fases para selecionar os agregados familiares da amostra. Na primeira fase, foram selecionadas aleatoriamente quatro kebeles de um total de onze kebeles. Na segunda fase, foi selecionado um total de 720 chefes de família depois de as famílias terem sido distribuídas por cada kebel, utilizando uma tabela de números aleatórios gerada por computador com base no princípio da probabilidade.

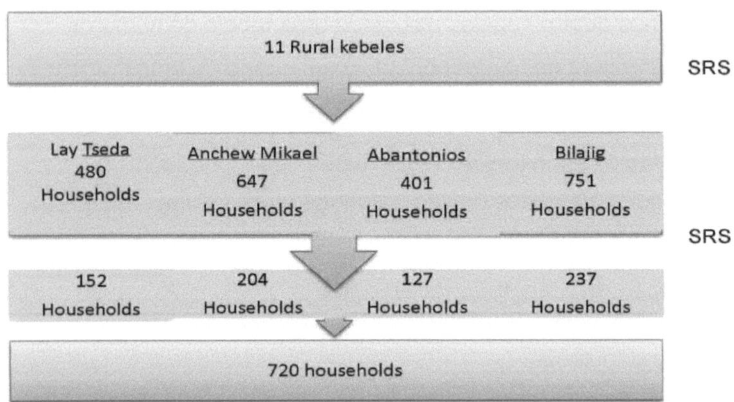

Fig.1Representação esquemática do processo de amostragem

3.29 Procedimento de recolha de dados

Os chefes de família e/ou os responsáveis pela preparação dos alimentos foram utilizados como fonte de dados para si próprios e para os membros da família. O questionário estruturado foi baseado num instrumento universal para medir a insegurança alimentar dos agregados familiares. Este instrumento foi inicialmente desenvolvido pelo projeto norte-americano Food and Nutrition Technical Assistance (FANTA), que visa reduzir a fome, a desnutrição e a insegurança alimentar nos países em desenvolvimento. A razão para utilizar esta ferramenta é o facto de ser difícil medir a insegurança alimentar das famílias, uma vez que a recolha e análise de dados relativos aos indicadores tradicionais de segurança alimentar, como o rendimento per capita e a ingestão de calorias, são tecnicamente difíceis e dispendiosos. O HFIAS é uma abordagem promissora, simples e fácil de usar para medir a componente de acesso da segurança alimentar das famílias[34].

O HFIAS é composto por dois tipos de perguntas relacionadas. O primeiro tipo de pergunta é chamado de pergunta de ocorrência. Existem nove perguntas de ocorrência, que perguntam se uma determinada condição associada à experiência de insegurança alimentar ocorreu alguma vez nas últimas quatro semanas (30 dias). Cada pergunta de gravidade é seguida por uma pergunta de frequência de ocorrência, perguntando com que frequência uma condição relatada ocorreu nas quatro semanas anteriores à data de recolha de dados[33]. **Recolhedores de dados**

O inquérito envolveu 8 conselheiros de saúde e dois profissionais de saúde pública, que efectuaram a recolha de dados e o acompanhamento. Os dados foram recolhidos através de inquéritos porta-a-porta entre 1 e 14 de junho de 2011.

Controlo da qualidade dos dados

Foi utilizado um instrumento de recolha de dados normalizado e pré-testado em amárico para testar a eficácia do instrumento de recolha de dados em

5% da população da amostra em agregados familiares rurais que não foram incluídos na amostra. Foi também elaborado um manual de recolha de dados, que define as especificações e os procedimentos específicos da recolha de dados. Foi organizada uma sessão de formação de um dia sobre o protocolo de investigação e os instrumentos de recolha de dados para o pessoal de investigação. No momento da recolha de dados, foi efectuado um acompanhamento de apoio e os dados foram verificados pelo pessoal no terreno e pelos supervisores. Antes da introdução dos dados, estes foram verificados pelo gestor de dados e pelo pessoal de introdução de dados.

3.30 Variáveis do estudo

3.30.1 variável dependente :

Insegurança alimentar do agregado familiar

3.7.2.1 variáveis dependentes :

- Factores de recursos humanos: sexo do chefe de família, idade do chefe de família, dimensão do agregado familiar, habilitações literárias do chefe de família, situação familiar do chefe de família, origem étnica, religião, profissão, dimensão da família,
- Factores de dotação de capital: dimensão da exploração, utilização de fertilizantes, animais, rendimento fora da exploração, rendimento da exploração, acesso à irrigação, rendimento anual médio total
- Factores de saúde e saneamento: disponibilidade de latrinas, fonte de água potável, saúde dos membros da família

3.8Definições da empresa

- **Segurança alimentar do agregado familiar:** existe quando todos os agregados familiares não têm qualquer receio ou incerteza quanto ao abastecimento alimentar do agregado familiar, ou raramente estão preocupados e não têm qualquer problema com a qualidade e o consumo inadequados dos alimentos e as suas consequências físicas.
- **Insegurança alimentar ligeira**: por vezes ou frequentemente preocupa-se com o facto de não ter o suficiente para comer e/ou não consegue

comer os seus alimentos preferidos e/ou tem uma dieta mais monótona do que a desejada e/ou come certos alimentos considerados indesejáveis, mas raramente.

- **Insegurança alimentar moderada**: o agregado familiar sacrifica mais frequentemente a qualidade, adoptando por vezes ou frequentemente uma dieta monótona ou consumindo alimentos indesejáveis, e/ou começou a reduzir a quantidade, reduzindo raramente ou por vezes o tamanho das refeições ou o número de refeições.
- Os agregados familiares **em situação de insegurança alimentar grave** tendem a reduzir frequentemente o tamanho ou o número das suas refeições e/ou são afectados por uma das três condições mais graves (não comer, ir para a cama com fome ou ficar sem comer durante um dia ou uma noite inteira), mesmo que isso aconteça apenas raramente.
- **Insegurança alimentar no agregado familiar**: receio e incerteza quanto ao abastecimento alimentar do agregado familiar ou preocupação, por vezes ou frequentemente, ou problemas relacionados com a qualidade ou ingestão insuficiente de alimentos ou com as suas consequências físicas. [35]
- **Dimensão da família**: refere-se ao número total de membros do agregado familiar que vivem e comem com o chefe de família há pelo menos seis meses ou mais.
- **Dimensão da exploração**: refere-se à superfície cultivada em hectares (própria, partilhada e arrendada), disponível para as culturas anuais e plurianuais, a horticultura comercial e o funcionamento da habitação unifamiliar.

3.9. Gestão e análise de dados

As possíveis respostas às variáveis foram codificadas antes do início da recolha de dados, e os dados recolhidos foram introduzidos num computador usando o software estatístico Epi Info versão 3.5.1 e analisados usando o SPSS versão 16 (para estatísticas descritivas e regressões logísticas) e o STATA (para determinar as categorias de insegurança alimentar do agregado familiar).

As caraterísticas sócio-económicas do agregado familiar foram descritas usando estatísticas descritivas sob a forma de tabelas de frequência e percentagem. Para determinar os factores significativamente associados à insegurança alimentar do agregado familiar, foram efectuadas análises de regressão logística binária e calculados os respectivos odds ratios, intervalos de confiança e valores de p. Na análise retrospetiva stepwise (likelihood ratio), as variáveis foram selecionadas sucessivamente em cada passo.

3.10. Considerações éticas

A Universidade de Gondar, Faculdade de Medicina e Escola de Ciências da Saúde, deu a sua aprovação ética. O departamento municipal de saúde de Gondar também escreveu uma carta oficial de cooperação a todas as kebeles rurais. Depois de as administrações das kebeles terem dado o seu acordo, foi solicitado o consentimento informado de cada agregado familiar, após ter sido claramente explicado o objetivo do estudo. A confidencialidade da informação foi também assegurada pela utilização de variáveis de identificação no questionário.

Resultados

5.1 Caraterísticas socioeconómicas dos chefes de família

As caraterísticas sócio-demográficas dos chefes de família estão resumidas no Quadro 1. No total, foram incluídos no estudo 720 agregados familiares, com uma taxa de não resposta de 6 (0,83%). O número de chefes de família do sexo masculino foi mais elevado (527, ou 73,8%) do que o número de chefes de família do sexo feminino (187, ou 26,2%). A idade média dos chefes de família era de 46,53 + 15,1 anos. A maioria dos chefes de família (27,3%) situava-se na faixa etária dos 30-39 anos. Em média, havia 5,27 pessoas por agregado familiar, e 315 (44,1%) dos agregados familiares tinham mais de 5 membros. Uma grande parte dos chefes de família (73,8%) era casada e 99,0% eram ortodoxos. Em termos de ocupação principal, a maioria (87,3%) dos chefes de família eram agricultores e mais de metade deles (65%) nunca tinham estudado.

Tabela 1: Caraterísticas sociodemográficas dos chefes de família na comunidade rural do município de Gondar, 2011.

Characteristics		Frequency	Percent
Sex	Male	527	73.8
	Female	187	26.2
Age			
	18-20	3	0.4
	21-24	13	1.8
	25-29	55	7.7
	30-39	195	27.3
	40-49	166	23.2
	50-59	124	17.4
	≥60	158	22.1
Marital status			
	Single	37	5.2
	Married	527	73.8
	Divorced	55	7.7
	Widowed	95	13.3
Religion			
	Orthodox	707	99
	Others	7	1
Education			
	Illiterate	467	65.4
	Reading and writing	150	21
	Primary	46	6.4
	Secondary	45	6.3
	Above secondary	6	0.8
Occupation			
	Farmer	623	87.3
	Daily laborer	58	8.1
	Others	33	4.05
Family size			
	1-3	173	24.2
	4-6	336	47.1
	7-9	173	24.2
	10-12	32	4.5

Caraterísticas agrícolas da zona de estudo

Quadro 2: Caraterísticas agrícolas dos agregados familiares nas comunas rurais do município de Gondar, 2011.

Characteristics		Prevalence	Percent
Access to farm land			
	Yes	650	91
	No	64	9
	Total	714	100
Farm size (ha)			
	0.10-0.50	141	21.7
	0.51-1.00	288	44.3
	1.01-2.00	191	29.4
	2.01-5.00	30	4.6
	Total	650	100
Access to irrigation			
	Yes	155	21.7
	No	559	78.3
	Total	714	100
Fertilizer used			
	Yes	607	93.4
	No	43	6.6
	Total	650	100
Annual crop production (quintal per HH)			
	0.6-4.0	112	17.2
	4.1-7.5	261	40.2
	7.6-11.0	135	20.8
	11.1-14.5	88	13.5
	>14.5	54	8.3
	Total	650	100
Average monthly off-farm income (Eth. Birr per HH)			
	<423.5	175	72
	≥423.5	68	28
	Total	243	100
Annual Farm income (Eth. Birr per HH)			
	<5,257.7	401	56.2
	≥5,257.7	313	43.8
Total annual income (Eth. Birr per HH)			
	<6,987	442	61.9
	≥6,987	272	38.1

Como mostra o Quadro 2, 650 (91%) dos agregados familiares nos kebeles inquiridos declararam cultivar terra arável, quer arrendada quer propriedade do agregado familiar. A dimensão média das explorações familiares foi estimada em 1,0 hectares. Dos agregados familiares com terra arável, apenas 21% tinham acesso a sistemas de irrigação. Quase 93% dos agregados familiares com terras aráveis utilizavam fertilizantes. Destes, 573

(94,4%) utilizavam fertilizantes químicos, enquanto 12 (2%) utilizavam apenas fertilizantes naturais e os restantes 22 (3,6%) utilizavam ambos os tipos de fertilizantes. A maioria (59,7%) dos agregados familiares ganhava menos do que a colheita média anual (7 quintais). Dos 243 agregados familiares que obtiveram rendimentos de actividades fora da exploração agrícola, tais como o pequeno comércio, a venda de lenha e o mercado de trabalho, 72%, em média, ganharam menos do que o valor médio (423,5 birr) (moeda nacional da Etiópia, durante o período do inquérito tinha uma taxa de câmbio oficial de 1 USD = 16,84 birr). A maioria dos agregados familiares (56,2%) ganhava menos do que o valor médio (5.257,7 birrs etíopes) por ano. Para além disso, quase 62% dos agregados familiares na área de estudo ganhavam menos do que o rendimento anual médio total (6.987 birr etíopes).

Água e saneamento

214 (30%), 343 (48%), 88 (12,3%) e 27 (3,8%) dos agregados familiares usavam água da torneira, nascentes protegidas, nascentes não protegidas e rios, respetivamente, como fonte de água potável. Cerca de 163 (22,8%) dos agregados familiares precisavam entre 31 e 60 minutos para ir buscar água às fontes, e os restantes 76 (10,6%) precisavam de mais de uma hora. 293 (41%) dos agregados familiares na área de estudo não têm latrinas, pelo que os membros do agregado familiar usam arbustos ou campos abertos para defecar. Na área de estudo, apenas 47,1% dos chefes de família tiveram a experiência de lavar as mãos depois de defecar, mas 34% e 18,1% dos chefes de família não abandonaram de todo ou por vezes abandonaram o hábito de lavar as mãos. 84,2% dos agregados familiares tiveram a experiência de eliminar os seus resíduos no ambiente e utilizá-los como fertilizante. Como mostra o Quadro 4, cerca de 72% dos agregados familiares referiram o aparecimento de insectos como percevejos, pulgas, piolhos, mosquitos, pulgas do gengibre e baratas.

5.2 Grau de insegurança alimentar dos agregados familiares na área de estudo

Na área de estudo, os agregados familiares inquiridos foram questionados sobre eventos nas últimas quatro semanas que estavam associados à insegurança alimentar. Como resultado, 45.1% dos inquiridos disseram ter-se preocupado com a possibilidade de não haver comida suficiente em casa durante o período indicado. A frequência de abdicar dos alimentos favoritos, comer uma escolha limitada de alimentos, comer alimentos não preferidos e comer uma pequena quantidade de alimentos foi de 45.9%, 50.7%, 36.8% e 33.8% respetivamente. Cerca de 85% dos agregados familiares indicaram que nunca houve problemas de falta de alimentos e que os membros do agregado familiar dormiam à noite com fome.

Tabela 3: Insegurança alimentar dos agregados familiares nas comunidades rurais do município de Gondar, 2011.

Characteristics		Frequency	Percent
HH worried for not having enough food			
	No	392	54.9
	Yes	322	45.1
HH not eaten preferred food*			
	No	386	54.1
	Yes	328	45.9
HH ate limited variety of food			
	No	352	49.3
	Yes	362	50.7
HH forced to eat foods that are not preferred**			
	No	451	63.2
	Yes	263	36.8
HH have to eat small amount of food			
	No	473	66.2
	Yes	241	33.8
HH have to eat fewer meals in a day			
	No	527	73.8
	Yes	187	26.2
HH in which there was ever no food			
	No	606	84.9
	Yes	108	15.1
HH members sleep hungry at night			
	No	609	85.3
	Yes	105	14.7
HH members go the whole day without eating anything	No	678	95
	Yes	36	5

N.B.: * são alimentos consumidos por pessoas cujo regime alimentar está assegurado. **Por exemplo,** carne, ovos, leite, etc.

** Entre estes contam-se alimentos como o sorgo Enjera, os grãos cozidos Nifro, os grãos torrados Kollo e outros.

O HFIAS foi utilizado para calcular o nível de insegurança alimentar dos agregados familiares da seguinte forma: 280 (39,2%), 120 (16,8%), 162 (22,7%) e 152 (21,3%) agregados familiares tinham segurança alimentar, insegurança ligeira, insegurança moderada e insegurança grave, respetivamente.

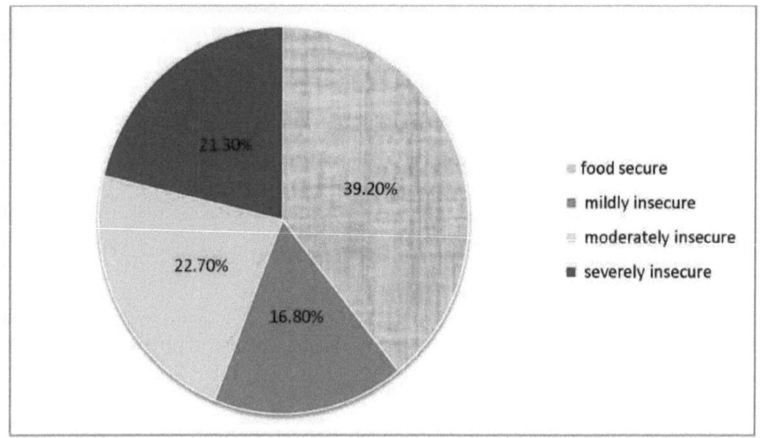

Fig. 2Estado de insegurança alimentar nas comunidades rurais do município de Gondar, 2011

Na área de estudo, a prevalência geral de insegurança alimentar nos agregados familiares foi de 60,8%. 59% dos agregados familiares chefiados por homens estavam em insegurança alimentar, em comparação com 65,8% dos agregados familiares chefiados por mulheres. No grupo etário dos 18-39 anos, a proporção de agregados familiares com insegurança alimentar era relativamente alta (67.3%). 173 dos agregados familiares na amostra tinham três ou menos membros, 68.8% dos quais estavam em insegurança alimentar. Dos 205 agregados familiares com mais de 6 membros, 56.6% estavam em insegurança alimentar.

Em termos de preditores sócio-económicos, 59.5% dos chefes de família que são analfabetos estão em insegurança alimentar, comparados com 63.2% dos chefes de família que sabem ler e escrever. Em termos de ocupação, verificou-se que a insegurança alimentar afecta 83% dos que não trabalham na agricultura e 57,5% dos agricultores.

Foi também feita uma tentativa de examinar a participação dos agregados familiares em actividades não agrícolas. Verificou-se que cerca de 242 agregados familiares estavam envolvidos em actividades não agrícolas e que 67,8% deles estavam em situação de insegurança alimentar. Por outro lado, dos 472 agregados familiares que não obtinham qualquer rendimento de actividades não-agrícolas, 57.2% estavam em insegurança alimentar. Entre os agregados familiares com terras agrícolas, 58.2% e 87.5% estavam em insegurança alimentar. 71.6% dos agregados familiares com entre 0.10 e 0.50 ha de terra agrícola estavam em insegurança alimentar, comparados com 13.3% dos agregados familiares com mais de 2 ha.

5.3 Factores associados ao estado de insegurança alimentar de um agregado familiar

Uma análise bivariada dos preditores individuais do estado de insegurança alimentar do agregado familiar foi conduzida para identificar candidatos significativos a preditores que pudessem ser usados na análise multivariada. Os principais factores que se pensa determinarem o estado de insegurança alimentar do agregado familiar foram primeiro analisados através do exame da relação entre os preditores individuais e a variável de resultado. Os resultados destas análises de regressão logística mostraram que a idade, estado civil e ocupação do chefe do agregado familiar, tamanho da família, tamanho da exploração agrícola, irrigação, fertilizantes, gado, rendimento da exploração agrícola, rendimento mensal total, fonte de água potável e disponibilidade de latrinas foram estatisticamente significativos na explicação da insegurança alimentar do agregado familiar. Por outro lado, variáveis como género, educação e rendimento fora da exploração agrícola dos chefes de família não foram estatisticamente significativas.

A Tabela 4 apresenta seis das nove variáveis inicialmente incluídas no modelo de regressão logística (análise multivariada).

Tabela 4: Regressão logística da insegurança alimentar das famílias com variáveis preditoras nas comunidades rurais do município de Gondar, 2011.

Predictor Variables	Food insecurity Yes	No	COR(95% CI)	AOR(95% CI)	P-value
Livestock					
Yes**	325	264			
No	109	16	5.53(3.195,9.585)	**2.05(1.039,4.022)***	0.038
Fertilizer					
Yes**	337	270			
No	97	10	7.77(3.975,15.193)	**4.23(1.741,10.275)***	0.001
Source of water					**<0.001**
Pipe**	126	88			
Protected spring	200	143	0.98(0.691,1.382)	1.27(0.826,1.959)	
Protected well	24	8	2.10(0.900,4.879)	**3.08(1.054,8.989)***	0.040
Unprotected spring	65	23	1.97(1.141,3.414)	**4.00(2.060,7.764)***	<0.001
Unprotected well	3	7	0.30(0.075,1.189)	1.16(0.224,6.004)	
River	16	11	1.02(0.450,2.294)	**3.47(1.323,9.116)***	0.011
Off-farm income					
<423.5	400	246	1.63(0.985,2.684)	**2.90(1.249,6.712)***	0.013
≥423.5**	34	34			
Annual Farm income					
<5,257.7	326	75	8.25(5.858,11.621)	**3.98(2.514,6.303)***	<0.001
≥5,257.7**	108	205			
Total annual Income					
<6,987	348	94	8.01(5.686,11.276)	**3.93(2.471,6.258)***	<0.001
≥6,987**	86	186			

Footnote: * shows statistical significance at p-value<0.05, ** shows reference category.

O modelo final de regressão logística ajustado mostra que o uso de fertilizantes, a fonte de água potável, o rendimento fora da exploração agrícola, o rendimento anual da exploração agrícola e o rendimento total anual médio estão significativamente relacionados com a insegurança alimentar das famílias na área de estudo. No quadro acima, os agregados familiares sem gado têm duas vezes mais probabilidades de estar em insegurança alimentar do que os agregados familiares com gado (AOR= 2.05, 95%CI = 1.039-4.022). No que diz respeito aos fertilizantes, os agregados familiares que não usam fertilizantes nas suas terras cultivadas têm quase quatro vezes mais probabilidades de estarem em situação de insegurança alimentar do que os agregados familiares que o fazem (AOR= 4.23, 95%CI = 1.741-10.275). Da mesma forma, os agregados familiares que obtêm água potável de fontes desprotegidas têm quatro vezes mais probabilidades de ter insegurança alimentar do que os agregados familiares que obtêm água potável de fontes canalizadas (AOR = 4.00, 95% CI = 2.060-7.764).

O resultado da regressão logística (Tabela 4) mostra que os agregados familiares com um rendimento médio mensal não-agrícola inferior a 423,5 Äth. Birr têm três vezes mais probabilidades de estar em insegurança alimentar do que os agregados familiares cujo rendimento médio fora da agricultura é superior ou igual à média (A0R = 2.90, 95% CI = 1.249-6.712). Em termos de rendimento agrícola anual, os agregados familiares com um rendimento médio inferior a 5.257,7 birr etílicos têm quase quatro vezes mais probabilidades de estarem em situação de insegurança alimentar do que os agregados familiares com um rendimento agrícola médio anual de 5.257,7 birr etílicos ou mais. Vemos também que os agregados familiares cujo rendimento total anual médio era inferior a 6.987 birr etílicos tinham quase quatro vezes mais probabilidades de estar em situação de insegurança alimentar do que os agregados familiares cujo rendimento era maior ou igual a este montante (AOR = 3,93, 95% CI = 2,471-6,258).

Discussão

5.4 Situação de insegurança alimentar do agregado familiar

Os resultados deste estudo mostraram que 280 (39.2%), 120 (16.8%), 162 (22.7%) e 152 (21.3%) agregados familiares tinham segurança alimentar, insegurança ligeira, insegurança moderada e insegurança grave, respetivamente. Este resultado difere dos resultados de um estudo transversal realizado em woredas selecionados em quatro regiões: Amhara, Oromia, SNNP e Tigray usando o HFIAS, que constatou que o nível de insegurança alimentar das famílias rurais era de 6 (0,6%) com segurança alimentar, 42 (4,1%) com insegurança alimentar ligeira, 404 (39,9%) com insegurança alimentar moderada e 561 (55,4%) com insegurança alimentar muito grave[25]. Isto pode ser explicado por diferenças na zona agro-ecológica, na amostragem e na composição socioeconómica. Por outro lado, a prevalência da insegurança alimentar dos agregados familiares corresponde, em parte, à de outro inquérito realizado nas zonas rurais do Tajiquistão, onde a insegurança alimentar dos agregados familiares era de 12%, 22% e 66%, respetivamente, para os agregados que se declaravam em situação de grande insegurança alimentar, de insegurança alimentar moderada e de segurança alimentar[19].

A prevalência geral de insegurança alimentar entre os agregados familiares na área de estudo foi de 60,8%. Isto é mais elevado do que a prevalência de insegurança alimentar entre os agregados familiares na Tanzânia rural, onde 36% dos agregados familiares estavam em situação de insegurança alimentar em 2005[18]. As possíveis razões para esta diferença podem ser as diferentes caraterísticas demográficas, socioeconómicas e culturais. O resultado também é superior ao de outro estudo realizado na região rural de Amhara, onde a insegurança alimentar das famílias era de 45%[21], o que pode ser explicado pela utilização de diferentes instrumentos para medir a insegurança alimentar das famílias e pelos dados recolhidos em diferentes áreas geográficas e com diferentes caraterísticas socioeconómicas.

Por outro lado, esta constatação é inferior aos resultados de vários estudos efectuados na Etiópia, por exemplo nas zonas rurais de Dire Dawa e SNNP (área de captação de Bilate, que atravessa as zonas de Hadiya, Kembata-Tembaro, Wolaita e Sidama, bem como o distrito de Alaba), onde a insegurança alimentar das famílias era de 76% e 22%, respetivamente. 73% foram considerados um problema grave[22, 23], o que pode ser explicado pelas diferenças nas zonas agro-climáticas e caraterísticas sócio-económicas.

5.5 Factores associados à insegurança alimentar do agregado familiar

Os agregados familiares sem gado tinham duas vezes mais probabilidades de estarem em situação de insegurança alimentar do que os agregados familiares com gado. Estudos semelhantes nas regiões de Burkina Faso, Amhara e sul da Etiópia descobriram que o gado, como um indicador de riqueza e uma fonte de rendimento para a compra de alimentos e artigos não alimentares, tinha um impacto significativo e negativo no estado de insegurança alimentar de um agregado familiar [21,23,30].

Por outro lado, as famílias que não usavam fertilizantes tinham um estado de insegurança alimentar mais elevado do que as famílias que usavam fertilizantes. Este resultado é consistente com estudos efectuados na zona de Oromiya, Dire Dawa e sul da Etiópia [23,31,32].

Na área estudada, o rendimento fora da exploração agrícola fornece dinheiro para a compra de alimentos e outros bens necessários aos membros do agregado familiar. Por isso, descobrimos que o rendimento não agrícola está significativamente ligado à insegurança alimentar do agregado familiar. Quanto maior o rendimento mensal não agrícola do agregado familiar, menor o nível de insegurança alimentar. Esta conclusão é apoiada por estudos no Gana, Amhara e sul da Etiópia, que concluíram que o rendimento fora da exploração agrícola aumenta a probabilidade de insegurança alimentar [21,23,28]. A possível razão para esta semelhança pode ser o facto de o rendimento extra-agrícola poder ser usado como uma fonte alternativa de rendimento para garantir a segurança alimentar das famílias na África rural.

Houve uma correlação forte e significativa entre o rendimento agrícola anual e o estado de insegurança alimentar dos agregados familiares na área de estudo. Os agregados familiares com baixos rendimentos agrícolas anuais eram mais susceptíveis de sofrer de insegurança alimentar do que os agregados familiares com rendimentos agrícolas mais elevados. Estudos semelhantes efectuados nas zonas rurais da Nigéria, Amhara e sul da Etiópia mostraram que o rendimento agrícola tem um impacto negativo na insegurança alimentar das famílias. [21, 26]

Na área estudada, as pessoas obtêm o seu rendimento de várias fontes, tanto agrícolas como não agrícolas. Um aumento no rendimento anual total do agregado familiar reduziria, portanto, a probabilidade de o agregado familiar se tornar inseguro em termos alimentares. Este resultado é consistente com estudos efectuados no sul da Nigéria, sul da Etiópia, leste de Oromia e Dire Dawa [23, 26, 31, 32].

Apesar das diferentes estratégias de medição, quase todos os estudos indicam uma alta prevalência de insegurança alimentar, uma descoberta importante, dado que a experiência de insegurança alimentar tem sido associada a uma série de factores, incluindo o uso de fertilizantes, a fonte de água potável, o rendimento agrícola e o rendimento médio anual total do agregado familiar [24,25,29,30] Esta ideia também é apoiada pelo resultado deste estudo, que mostra um consenso semelhante.

Limitação: foram encontrados problemas durante a recolha de dados. Estes problemas estavam relacionados com as atitudes de desconfiança dos agricultores, as suas expectativas em relação à ajuda alimentar e o tempo limitado disponível para a recolha de dados. Dado que os agricultores não mantêm registos dos seus rendimentos e que a informação necessária para a recolha de dados depende muito da sua capacidade de se lembrarem do que fizeram no ano anterior à recolha de dados, foi difícil obter informação exacta sobre as actividades que realizaram. Outro problema observado foi o facto de os agricultores, com receio de serem taxados, terem receio de fornecer informações corretas, particularmente no que diz respeito à sua produção anual e à dimensão das suas terras. Para minimizar este problema, os entrevistadores dedicaram algum tempo antes do início do inquérito para explicar o objetivo do mesmo.

Conclusões e recomendações

Com base nos dados recolhidos nas comunidades rurais do município de Gondar e nas análises efectuadas, podem ser tiradas as seguintes conclusões

- Os resultados do estudo mostram que a maioria dos agregados familiares nas comunidades rurais do município de Gondar estão em situação de insegurança alimentar.
- A posse de gado determina a insegurança alimentar das famílias, quer através da aquisição de rendimentos, quer através do consumo direto.
- Os agregados familiares que não utilizam tecnologias como os fertilizantes para as suas culturas tendem a ser afectados pela insegurança alimentar.
- A falta de mecanismos de diversificação dos rendimentos obriga as famílias rurais a produzir alimentos em pequenas parcelas de terra, utilizando tecnologias agrícolas inadequadas. Nestas condições, a atual insegurança alimentar persiste a nível local e pode levar muitas pessoas a migrar para zonas urbanas próximas.
- O rendimento agrícola é um dos principais determinantes que têm um impacto negativo na insegurança alimentar das famílias na área de estudo.
- O rendimento médio anual total é também um dos principais factores que influenciam negativamente a insegurança alimentar das famílias nas comunidades rurais do município de Gondar.

Para o grupo central de agregados familiares com segurança alimentar, concluímos que a ausência de gado, a não utilização de fertilizantes, a insegurança das fontes de água potável, a ausência ou minimização do rendimento fora da exploração agrícola, a queda no rendimento anual da exploração agrícola e a queda no rendimento mensal total do agregado familiar estão significativamente associados à insegurança alimentar e aumentam a probabilidade de os agregados familiares na área de estudo serem afectados pela insegurança alimentar.

Como a parte rural do município de Gondar enfrenta uma maior prevalência de insegurança alimentar, associada a vários factores, são feitas as seguintes recomendações:

- Dado o impacto negativo da insegurança das fontes de água potável na insegurança alimentar das famílias rurais na área de estudo, a cidade de Gondar

  A autoridade responsável pela água potável rural deve trabalhar com organizações não governamentais para desenvolver estratégias destinadas a melhorar a qualidade e a quantidade globais do abastecimento de água na zona de estudo.
- O subsector da pecuária deve ser melhorado através da disponibilização de um melhor sistema de criação e gestão e de melhores instalações veterinárias pelo departamento de agricultura do município, em colaboração com as famílias rurais.
- Em colaboração com o Ministério Federal da Agricultura, os serviços agrícolas regionais e zonais e o serviço municipal de agricultura de Gondar, todas as famílias rurais devem utilizar tecnologias modernas, incluindo a aplicação de fertilizantes, para maximizar a produção agrícola e minimizar a insegurança alimentar.
- Finalmente, recomenda-se a realização de um estudo que compare o estado de insegurança alimentar das famílias rurais com o das famílias urbanas e os factores associados na gestão urbana.

Referências

1. Relatório de Desenvolvimento Humano 2007/2008. Programa das Nações Unidas para o Desenvolvimento; Nova Iorque: 2007.
2. Programa Alimentar Mundial (PAM). Relatório de consulta sobre nutrição do PAM EMOP 6143 e EMOP 6080. Addis Abeba: PAM; 1999.
3. Plano de acompanhamento e avaliação do programa de segurança alimentar: Gabinete de Coordenação da Segurança Alimentar da República Federal Democrática da Etiópia; Out. 2004-Set. 2009.
4. Frank E. Gender, agricultural development and food security in Amhara, Ethiopia: The contested identity of women farmers in Ethiopia USAID; 1999 Oct.
5. Gondar [Internet] 2011 Fev ; citado 2011 Abr 5. Disponível em: http://www.en.wikipedia.org/wiki/Gondar.
6. Kaluski D, Ophir E, AmedeT. Food security and nutrition - the Ethiopian case for action; Public Health Nutrition: Telavive. 2001, 5(3), 373-381.
7. Stamoulis K. Food, agriculture and rural development: current and emerging issues for economic analysis and policy research. Roma, Itália: Organização das Nações Unidas para a Alimentação e a Agricultura; 2001.
8. *Bogale A, Shimelis A.* Determinantes da insegurança alimentar ao nível do agregado familiar nas zonas rurais de Dire Dawa, Etiópia Oriental: African Journal of Food, Agriculture, Nutrition and Development; Vol. 9, No. 9, 2010, pp. 1914-1926.

9. Segurança alimentar: compreender e enfrentar o desafio da pobreza: Comissão Europeia; Bélgica, outubro de 2009.

10. Habicht J, Pelto G, Frongillo E, Rose D. Conceptualization and Instrumentation of Food Insecurity (Conceptualização e Instrumentalização da Insegurança Alimentar). Cornell and Tulane Universities: 2004 Jul.

11. Como realizar uma avaliação da segurança alimentar: Um guia passo-a-passo para as Sociedades Nacionais em África. 2 nd ed. Federação Internacional das Sociedades da Cruz Vermelha e do Crescente Vermelho. Genebra. 2006.

12. The State of Food Insecurity in the World 2001. FAO: Roma. 2002 pp. 4-7.

13. Bickel G, Nord M, Price C, Hamilton W, Cook J. Guide to Measuring Household Food Security. U.S. Department of Agriculture: Food and Nutrition Service. Alexandria VA: 2000 Mar.

14. Projeto de assistência técnica sobre alimentação e nutrição. Measuring Household Food Insecurity Workshop II Report 19 de outubro de 2005. Washington, D.C., Academy for Educational Development, 2005.

15. Maes K, Hadley C, Tesfaye F, Shifferaw S, Tesfaye Y. A insegurança alimentar entre os voluntários da luta contra a SIDA em Adis Abeba, na Etiópia, era muito precária, mas foi atenuada pela crise alimentar de 2008. The Journal of Nutrition: the American Society for Nutrition.2009 Jul.

16. The State of Food Insecurity in the World (O Estado da Insegurança

Alimentar no Mundo). Abordar a insegurança alimentar em crises prolongadas: Organização das Nações Unidas para a Alimentação e a Agricultura. Roma; 2010.

17. Gopichandran V, Claudius P, Baby LS, Felinda A, Mohan VR. Household food security in urban Tamil Nadu: a survey in Vellore. Tamil Nadu, Índia. Natl Med J India. 2010 Sep-Oct; 23(5):278-80.

18. Hadley C, Patil C. A insegurança alimentar na Tanezânia rural está associada à ansiedade e depressão maternas. Jornal Americano de Biologia Humana; 2006; 18:359-368.

19. Food Security Assessment in Rural Tajikistan: A Joint Assessment of Food Security, Livelihoods, Agriculture and Nutrition (Avaliação da segurança alimentar nas zonas rurais do Tajiquistão: uma avaliação conjunta da segurança alimentar, dos meios de subsistência, da agricultura e da nutrição). PAM, FAO, UNICEF e Governo do Tajiquistão; abril/maio de 2008.

20. Schmidt E, Dorosh P. A sub-national food security index for Ethiopia: assessing progress towards regional outcomes. Instituto Internacional de Investigação sobre Política Alimentar - Programa de Apoio à Estratégia da Etiópia; 2009 Out.

21. Seid F. Food insecurity and its determinants in rural households in the Amhara region (Insegurança alimentar e seus determinantes nas famílias rurais da região de Amhara). FBAE, Universidade de Addis Abeba. Disponível em www.edri.org.et/december2007 Feb.

22. Shimelis A, Bogale A. Dimensions of food insecurity and livelihood

strategies among rural households in Dire Dawa, eastern Ethiopia (Dimensões da insegurança alimentar e estratégias de subsistência entre famílias rurais em Dire Dawa, Etiópia Oriental). InterScience Wiley ; Tropical Science ; 2007 Jun 27 ; 47(2), 73-80.

23. Tsegaye G, Bekele W. Percepções dos agricultores sobre a degradação dos solos e determinantes da segurança alimentar na bacia hidrográfica de Bilate, no sul da Etiópia. EJAST; 2010 Nov; 1(1) : 49-62.

24. Belachew T, Hadley C, Lindstrom D, Gebremariam A, Wolde Michael K, Getachew Y, et.al. Gender differences in food insecurity and morbidity among adolescents in southwest Ethiopia (Diferenças de género na insegurança alimentar e morbilidade entre adolescentes no sudoeste da Etiópia). Academia Americana de Pediatria. Illinois. 10 de janeiro de 2011; DOI: 10.1542/peds.2010-0944.

25. Subcomponente de base comunitária do programa nacional de nutrição da Etiópia. Relatório do inquérito de base. Instituto Continental de Saúde Pública de Addis; dezembro de 2009; p. 1-80.

26. Adenegan K, Adewusi O. Determinants of Food Security Status of Rural Households Living With HIV/AIDS in Southwestern Nigeria (Determinantes do estado de segurança alimentar dos agregados familiares rurais com VIH/SIDA no sudoeste da Nigéria). Jornal Africano de Investigação Biomédica. 2007 Vol. 10; 9 - 18.

27. Brown B, Noonan C, Nord M. Prevalence of food insecurity and health outcomes and nutritional characteristics of Northern Plains Indian households (Prevalência de insegurança alimentar e resultados de

saúde e caraterísticas nutricionais dos agregados familiares dos índios das planícies do Norte). Journal of Hunger & Environmental Nutrition. 2007 ; 1(4) : 37-53.

28. Iberg J, Yaro J. Uma avaliação da extensão e das causas da insegurança alimentar no norte do Gana utilizando um quadro de vulnerabilidade dos meios de subsistência. GeoJournal; 2006 Oct. 67;41-55.

29. Omotesho O, Adewumi M, Lawal A, Ayinde O. Determinantes da segurança alimentar entre os agregados familiares agrícolas rurais no Estado de Kwara, Nigéria. Jornal Africano de Agricultura Geral; junho de 2006; vol. 2. 2. n° 1.

30. Impacto dos programas financiados pela USAID/FFP na segurança alimentar das famílias de pequenos agricultores no Burkina Faso. Gabinete Regional de Alimentação para a Paz da África Ocidental; Série de Documentos Profissionais da USAID/África Ocidental; março de 2009; Ser.N0.7.

31. Kidane H, Alemu ZG, Kundhlande G. Causes of household food insecurity in the Koredegaga Peasant Association, Oromiya Zone, Ethiopia. Agrekon; 2005; 44: 4, 543-560.

32. Abebaw S. Dimensions and determinants of food insecurity in rural households of Dire Dawa, Eastern Ethiopia (Dimensões e determinantes da insegurança alimentar nas famílias rurais de Dire Dawa, Etiópia Oriental). Dissertação de mestrado apresentada à Escola de Estudos Graduados, Universidade de Alemaya; 2003; 112-118.

33. El-Sayed A, Hadley C, Tessema F, Tegegn A, Cowan J, Galea S. Household food insecurity and symptoms of neurologic disorder in Ethiopia: An observational analysis ; BMC Public Health ; Columbia University, New York, NY, USA;2010.

34. Swindale A, Bilinsky P. Development of a universal measure of household food insecurity: Process, current status, and outstanding issues: Sociedade Americana de Nutrição; 2006.

35. Coates J, Swindale A, Bilinsky P. Household Food Access Scale (HFIAS) for Measuring Food Access: Indicator Guide VERSION 3. 2007 agosto.

Apêndices

Annex I. Questionário

Por favor, preencha todas as informações relevantes no quadro abaixo para todos os agregados familiares inquiridos. As informações devem ser recolhidas junto de cada agregado familiar (de preferência do sexo feminino) com idade igual ou superior a 18 anos.

S.NO	Questions	Response	Skip pattern
Part I. General information			
101	Household ID		
102	Kebele ID		
Part II: Demographic and socioeconomic characteristics of respondents			
201	Sex of household head	1.Male 2.Female	
202	What is the relationship of the head of the household with household members?	1.Father2.Mother 3.Son/Daughter 4.Aunt/Uncle 5.Grandparent 6.Other relative 7.Non-relative 8.Other (specify) __	
203	Age of household head in year		
204	Family size		
205	Ethnicity	1.Amhara 2.Oromo 3.Tigre 4.Other	
206	Religion	1.Orthodox 2.Islam 3.Protestant 4.Catholic 5.Others	

207	Education	1.Illiterate 2.Read and write 3.Primary 4.Secondary 5.Post-secondary	
208	Marital status	1.Single 2.Married 3.Divorced 4.Widowed	
209	Occupation	1.Peasant 2.Student 3.Petty trade4.Civil servant 5.Private business6.Unemployed 7.Other (specify)________	
210	Does the household have Farm land?	1.Yes 2.No	
211	What is the household's farm size in "kada" (1 ha=10,000m^2 = 4 "kada" or "Timad")?	☐	
212	Does the household have access to irrigation?	1.Yes 2.No	
213	Does the household use fertilizers?	1.Yes 2.No	
214	If your answer is yes for Q212 what type of fertilizer did your household used?	1.Artificial 2.Compost (Natural) 3.Both	
215	Does the household have income from vegetables and or fruits?	1.Yes 2.No	
216	For what purpose do the household use vegetables?	1. Totally for sell 2.Partially for sell 3. Totally for household consumption	
217	If your answer is 1 or 2 for Q215, what is the average annual income earned from vegetables, fruits and or perennial crops?		

218	What is this year's household average annual crop production?	In "chan" ____________ In "Madiga" ____________	
219	Do you have the following among the household members? 219.1.bicycle 219.2.motor bicycle 219.3.radio 219.4.television 219.5.car	If the answer is yes how many? 1. Yes 2.No ________ 1. Yes 2.No ________ 1. Yes 2.No ________ 1. Yes 2.No ________ 1. Yes 2.No ________	
220	Does the household own livestock? 220.1.cattle 220.2.equines 220.3.goat/sheep 220.4.poultry	1. Yes 2. No If the answer is yes how many? ____________ ____________ ____________ ____________	
221	Do animals live in the same house where the members of the family live?	1.Yes 2.No	
222	Does the household have off-farm income?	1.Yes 2.No	
223	If your answer for Qn. 222 is yes, what is the average monthly income in birr?	____________	
224	What is the total average annual farm income for the Hh?	____________	
225	What is the total average household's monthly income in birr?	____________	
Part III. Water and sanitary conditions			
301	From where do you get water for drinking?	1. Pipe 2. Protected spring 3. Protected well 4. Unprotected spring 5.Unprotected well 6. River 5. Other (specify) ___	

302	What type of collection container the household use?	1. Jerry can2. Iron bucket 3. Pot 4. Other (specify) _____	
303	How many minutes/hours do you take to fetch water	1. 1-15 minutes2. 16-30 minutes 3. 31-60 minutes 4. More than 1 hour	
304	Is latrine available?	1.Yes2.No	
305	If the answer for Qn. 29 is yes, what type of latrine is it?	1.latrine with water 2.pit latrine with shelter 3.pit latrine without shelter 4.latrine with no smell 5.Other (specify)	
306	Do members of the household wash their hand after toilet use?	1.Yes always 2.Yes sometimes 3.No	
307	Where do you dispose garbage?	1.pit 2.purposely prepared place 3.open field 4.in the surrounding for fertilizer	
308	Are there insects in your home?	1.Yes 2.No	
309	If your answer is yes for Qn. 32, ask each of the following.	1.Bed bugs 1.Yes 2.No 2.fleas 1.Yes 2.No 3.ginger fleas 1.Yes 2.No 4.lice 1.Yes 2.No 5.mosquitos 1.Yes 2.No 6.coacroachs 1.Yes 2.No 7.others (specify) ___________	
310	Among the household member does anyone get sick in the previous two weeks?	1.Yes 2.No	
311	From what type of floor material the living house made?	1. Mud 2. Wood 3. Cement 4. Other(specify) ________	

312	From what type of roof material the living house made?	1. Thatch 2. Corrugated iron sheet 3. Other(specify)_______	
	Part III. Household Food Insecurity Access Scale (HFIAS) Measurement Tool		
401	In the past four weeks, did you worry that your household would not have enough food?	0 = No (skip to Q2) 1=Yes	
401a	How often did this happen?	1 = Rarely (once or twice in the past four weeks) 2 = Sometimes (three to ten times in the past four weeks) 3 = Often (more than ten times in the past four weeks)	
402	In the past four weeks, were you or any household member not able to eat the kinds of foods you preferred because of a lack of resources?	0 = No (skip to Q3) 1=Yes	
402a	How often did this happen?	1 = Rarely (once or twice in the past four weeks) 2 = Sometimes (three to ten times in the past four weeks) 3 = Often (more than ten times in the past four weeks)	
403	In the past four weeks, did you or any household member have to eat a limited variety of foods due to a lack of resources?	0 = No (skip to Q4) 1 = Yes	
403a	How often did this happen?	1 = Rarely (once or twice in the past four weeks) 2 = Sometimes (three to ten times in the past four weeks)	

		3 = Often (more than ten times in the past four weeks)	
404	In the past four weeks, did you or any household member have to eat some foods that you really did not want to eat because of a lack of resources to obtain other types of food?	0 = No (skip to Q5) 1 = Yes	
404a	How often did this happen?	1 = Rarely (once or twice in the past four weeks) 2 = Sometimes (three to ten times in the past four weeks) 3 = Often (more than ten times in the past four weeks)	
405	In the past four weeks, did you or any household member have to eat a smaller meal than you felt you needed because there was not enough food?	0 = No (skip to Q6) 1 = Yes	
405a	How often did this happen?	1 = Rarely (once or twice in the past four weeks) 2 = Sometimes (three to ten times in the past four weeks) 3 = Often (more than ten times in the past four weeks)	
406	In the past four weeks, did you or any other household member have to eat fewer meals in a day because there was not enough food?	0 = No (skip to Q7) 1 = Yes	
406a	How often did this happen?	1 = Rarely (once or twice in the	

		past four weeks) 2 = Sometimes (three to ten times in the past four weeks) 3 = Often (more than ten times in the past four weeks)	
407	In the past four weeks, was there ever no food to eat of any kind in your household because of lack of resources to get food?	0 = No (skip to Q8) 1 = Yes	
407a	How often did this happen?	1 = Rarely (once or twice in the past four weeks) 2 = Sometimes (three to ten times in the past four weeks) 3 = Often (more than ten times in the past four weeks)	
408	In the past four weeks, did you or any household member go to sleep at night hungry because there was not enough food?	0 = No (skip to Q9) 1 = Yes	
408a	How often did this happen?	1 = Rarely (once or twice in the past four weeks) 2 = Sometimes (three to ten times in the past four weeks) 3 = Often (more than ten times in the past four weeks)	
409	In the past four weeks, did you or any household member go a whole day and night without eating anything because there was not enough food?	0 = No (questionnaire is finished) 1 = Yes	
409a	How often did this happen?	1 = Rarely (once or twice in the past four weeks) 2 = Sometimes (three to ten times in the past four weeks) 3 = Often (more than ten times in the past four weeks)	

Thank you

Annex II. Instrumento de medição HFIAP

O indicador HFIAP classifica os agregados familiares em quatro níveis de insegurança alimentar: segurança alimentar, insegurança alimentar ligeira, moderada e elevada. Os agregados familiares são considerados cada vez mais em situação de insegurança alimentar se responderem positivamente a condições mais severas e/ou experimentarem essas condições com mais frequência. Cada categoria de agregado familiar foi identificada da seguinte forma: 1 = segurança alimentar, 2=insegurança alimentar moderada, 3=insegurança alimentar moderada, 4=insegurança alimentar grave. Cada categoria foi calculada com base nos seguintes pressupostos.

- **Categoria HFIA = 1** se [(Q401=0 ou Q401 a=1) e Q402=0 e Q403=0 e Q404=0 e Q405=0 e Q406=0 e Q407=0 e Q408=0 e Q409=0].
- **Categoria HFIA = 2** se [(Q401a=2 ou Q401a=3 ou Q402a=1 ou Q402a=2 ou Q402a=3 ou Q403a=1 ou Q404a=1) e Q405=0 e Q406=0 e Q407=0 e Q408=0 e Q409=0].
- **Categoria HFIA = 3** se [(Q403a=2 ou Q403a=3 ou Q404a=2 ou Q404a=3 ou Q405a=1 ou Q405a=2 ou Q406a=1 ou Q406a=2) e Q407=0 e Q408=0 e Q409=0].
- Categoria HFIA = 4 se [Q405a=3 ou Q406a=3 ou Q407a=1 ou Q407a=2 ou Q407a=3 ou Q408a=1 ou Q408a=2 ou Q408a=3 ou Q409a=1 ou Q409a=2 ou Q409a=3]. Para determinar a prevalência global da insegurança alimentar no agregado familiar, as quatro categorias foram divididas em duas outras categorias. Estes resultados dicotómicos são a categoria HFIA 1 = segurança alimentar e as outras três combinadas para formar a categoria de agregado familiar com insegurança alimentar. [35]

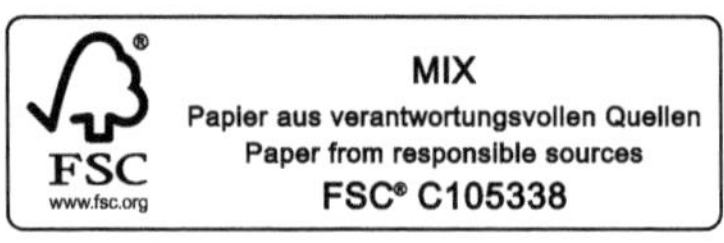

Printed by Books on Demand GmbH, Norderstedt / Germany